AF466948

DU

CHOLÉRA

D'APRÈS LA DOCTRINE DE BROUSSAIS

Par le DR A. FÉRRÈZ.

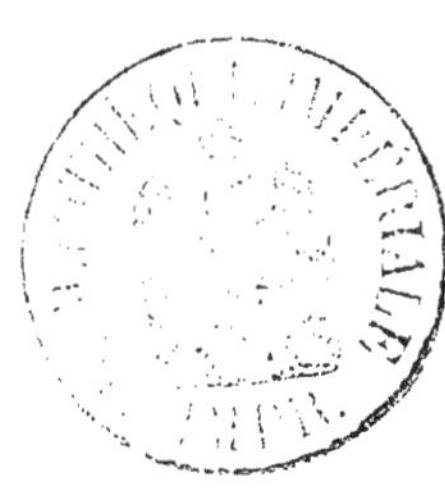

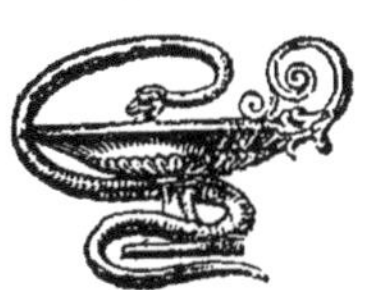

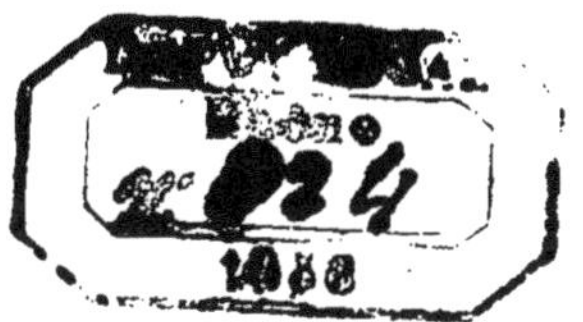

LYON.

IMPRIMERIE DE LAMBERT-GENTOT,

Rue Mercière, 45.

—

1856

DU

CHOLÉRA

D'APRÈS LA DOCTRINE DE BROUSSAIS

Par le Dr A. FÉRRÈZ.

Le choléra est connu de bien ancienne date ; Salomon, Hippocrate, en parlaient déjà ; presque tous les médecins anciens en ont parlé, et les médecins de notre époque ont fait sur lui de nombreux ouvrages.

Ceux publiés par les médecins de l'école physiologique ne sont plus assez connus. Je crois être utile en fixant sur eux l'attention, car il faudra, pour le choléra comme pour les autres maladies, en revenir (et, pour le bonheur de l'humanité le plus tôt sera le mieux) aux principes de cette école trop délaissée depuis la mort de son chef qui, avec tant de succès, combattit le choléra.

Après la mort d'Hercule, les monstres reparurent ; les maladies deviennent plus funestes depuis la perte de Broussais.

Bien avant 1832 , sa doctrine avait, dans l'Inde même, lutté contre le choléra, et lutté sur les lieux de sa naissance , sur les lieux témoins ordinaires de ses épouvantables dévastations.

De 1817 à 1825 , Gravier, médecin en chef du service de santé à Pondichéry , l'un des élèves les plus distingués de Broussais , avait traîté au moins huit mille malades , et son expérience avait été invoquée par le Conseil de santé de France.

Rassendren, médecin indien, traducteur des ouvrages de Broussais dans cette partie du monde , avait eu aussi de très grands succès contre le choléra en suivant la doctrine qu'il admirait , et avait mérité les remercîments et les récompenses du gouvernement français.

Il résulte des observations de ces deux médecins physiologistes que les symptômes effrayants qui forment le cortége du choléra sont exaspérés et deviennent promptement mortels par la médecine irritante , qui emploie le calomel, le tartre stibié , le sublimé corrosif , le gingembre , le piment , l'opium , le camphre , l'éther , l'eau-de-vie , etc.

Le mal que fit cette pratique , disent-ils , est incalculable. Plus encore que le choléra, elle a couvert l'Inde de deuil.

Gravier et Ressendren obtinrent les plus grands succès par les saignées générales et locales et par l'usage de l'eau pure ; car, dit encore Gravier, l'eau acidulée, l'eau gommée ne réussissaient pas, il fallait l'eau pure.

Bravant les dangers des autopsies, Gravier en fit de nombreuses ; il trouva dans les cadavres les traces les plus évidentes d'inflammation et surtout d'inflammation gastro-intestinale.

Scoutetenn, avec lequel j'ai étudié sous Broussais au Val-de-Grâce, reçut une mission gouvernementale pour aller observer le choléra qui ravageait l'Allemagne, et des documents précieux qu'il rapporta il résulte que le choléra laisse dans les cadavres des traces d'inflammation violente ; que les irritants, la noix vomique, le bismuth, le camphre, l'ellébore, le phosphore, ont fait plus de mal que le fléau lui-même, et que les émollients, les révulsifs, les antiphlogistiques, doivent être préférés.

Le docteur Treille fut l'un des premiers à signaler l'invasion du choléra à Paris. Il ne tarda pas à en être frappé lui-même, et se guérit, comme il en guérit tant d'autres, par les antiphlogistiques, les révulsifs extérieurs, l'eau pure, la glace et l'éloignement de tout moyen irritant interne. Il publia sur le choléra des observations et des considérations très intéressantes, toutes confirmatives de la doctrine physiologique dans le traitement du choléra.

En France, Clerc, Lanyer, Emanqard, Vialle, une foule d'autres élèves ; en Pologne, Brière de Boismond ; en Belgique, un grand nombre de médecins ; dans le Levant, Sophianopoulo ; en Egypte, Clot-Bey, Labat ; en un mot, de toutes parts, les élèves de Broussais, pénétrés et convaincus de la vérité de la doctrine de leur maître et de l'excellence de son application dans le traitement du fléau qui attaquait l'univers, obtinrent des succès nombreux, et vinrent réunir aux succès, aux travaux de Broussais, consignés dans les annales, le résultat de leurs efforts pour assurer aux malheureux atteints du choléra des secours capables de les arracher à une mort horrible et souvent presque inévitable.

Ce que je vais dire sur le choléra épidémique de l'Inde sera donc le résumé des travaux de l'école physiologique, de mes conférences avec mon illustre maître, et de ce que j'ai observé moi-même.

Sous le ciel brûlant de l'Inde, et surtout près des bords du Gange, existent de vastes marais dans lesquels s'accumulent toutes sortes de débris végétaux, animaux, et les corps morts que la religion du pays fait lancer dans les eaux du Gange comme dans une sépulture sainte.

De ces marais infectés s'élèvent des miasmes dont la nature est inconnue, insaisissable, inaccessible aux expériences, qui portent la mort avec eux, que les vents enlèvent et transportent souvent même à des distances énormes avec une promptitude prodigieuse, qui cependant cesse d'étonner quand on connaît la rapidité des vents d'orage.

La transmission des miasmes au travers des airs est tellement vraie, qu'on a vu dans l'Inde les restes d'armées anglaises moissonnées par le choléra lui échapper en se plaçant hors de la direction des vents provenant des lieux infectés.

Broussais m'a assuré qu'à Paris, pendant l'épidémie de 1832, la mort frappait de la même manière, suivant la direction des vents.

Ainsi que tous les corps, ces miasmes sont condensés par le froid, dilatés par la chaleur, s'élèvent par un temps chaud et sec, s'abaissent par un temps humide, tombent avec la pluie, sont balayés par les vents puissants, et vont s'abattre ailleurs.

A Marseille, pendant l'épidémie, on parcourait la ville sans danger dans le milieu du jour, on n'était pas atteint par les miasmes que la chaleur enlevait au dessus de la ville; mais si on sortait de chez soi avant que la chaleur fût établie, si on ne se retirait pas avant la chute du jour, les miasmes, non encore remontés ou redescendus, exerçaient leur terrible influence.

La transmission par les airs étant on ne peut plus prouvée, démontre l'inutilité, dans certains cas, des quarantaines, des cordons sanitaires et des autres moyens d'isolement et de coërcition.

Clot-Bey nous apprend qu'en Égypte, lorsque le choléra se déclara dans la caravane sacrée des pèlerins qui revenaient de la Mecque et y faisait des milliers de victimes par jour, le chef de la caravane envoya au Caire des courriers qui, au moyen de relais de dromadaires, faisaient cent lieues par vingt-quatre heures, et devançaient la caravane, à laquelle ils faisaient fermer les portes des villes. Inutiles précautions! porté sur l'aile des vents, le choléra ravageait déjà l'Égypte.

En Belgique, le choléra franchit toutes les barrières, éclata avec violence, et, malgré tous les efforts, il en fut de même à Naples.

Les vents ne sont pas les seuls moteurs qui nous apportent ces miasmes. Les hommes et leurs vêtements, les vaisseaux, les marchandises, peuvent en recéler des quantités suffisantes pour faire éclater le fléau, quoique avec moins de force que lorsque les vents apportent des masses de miasmes. Le bateau à vapeur *l'Aigle* en apporta en 1854 à Lyon dans les marchandises provenant de Marseille, où régnait le choléra. J'ai traité un des crocheteurs qui déchargèrent ce bateau, je l'ai sauvé, et plusieurs des autres sont morts, de même que des personnes qui visitèrent le bâtiment ou travaillèrent à le réparer.

Les matières vomies et rendues par un cholérique peuvent aussi communiquer la maladie aux personnes saines.

On peut la contracter plusieurs fois même dans dans la durée d'une seule épidémie.

Mais si ces faits sont prouvés, il est prouvé aussi qu'il est facile de désinfecter les matières, les objets qui en ont reçu le contact, et qu'alors on n'a rien à craindre. Le sulfate de fer surtout, puis la chaux, les chlorures, les forts acides désinfectent très bien. Au besoin, l'eau délaye et enlève les miasmes, et le feu les détruit.

Quant aux cholériques eux-mêmes, ils ne communiquent pas le choléra. On peut les toucher sans danger. D'ailleurs, il n'est pas difficile d'éviter leurs déjections.

Une crainte trop forte ne doit donc pas empêcher de les secourir.

Les médecins ont bravé toutes ces craintes, non seulement en secourant les cholériques, en les touchant, mais en portant leurs vêtements, en couchant dans leurs lits, en s'inoculant leur sang, leur sueur, leurs déjections, en cherchant à découvrir dans leurs cadavres la cause du fléau, en observant ses effets, en contemplant ses ravages. Quelques uns ont été victimes de ces nobles expériences, mais en si petit nombre, qu'il reste prouvé que si on peut ainsi contracter le choléra, c'est dans des cas heureusement très rares.

Si toutes les investigations ont été inutiles pour découvrir la cause du mal, si c'est seulement par induction qu'on admet l'existence des miasmes, et si ces miasmes eux-mêmes échappent à l'examen de nos sens, il n'en est pas de même de leurs effets les plus intimes. Avec un zèle au dessus de tout éloge, avec une science complète, les médecins de tous les pays, de toutes les écoles, ont ouvert le plus de cadavres possible, et s'ils ne sont pas d'accord sur ce qu'ils doivent conclure, ils le sont sur ce qu'ils ont observé.

Les miasmes du choléra s'introduisent dans notre corps par la bouche, par les narines, et probablement par toutes les autres voies d'absorption.

Quoi qu'il en soit, une fois introduits, leur action irritante ne tarde pas à se manifester, depuis le degré le plus faible produisant une diarrhée légère, une simple perte d'appétit, un étourdissement passager, jusqu'au degré qui attire sur les organes digestifs tous les fluides et surtout les fluides blancs, les altère plus ou moins, et provoque par en bas et par en haut des évacuations excessives, presque continuelles, qui rapidement entraînent un amaigrissement incroyable : depuis le degré qui cause de la souffrance jusqu'à celui qui détermine des crampes atroces, capables de faire mourir de douleur, et fait naître dans les entrailles un véritable sentiment de brûlure ; depuis la modification vitale qui rend la peau terne jusqu'à celle qui la teint en bleu ; depuis la diminution peu sensible de la chaleur jusqu'au froid plus prononcé que dans aucun autre état, que dans aucune autre maladie ; depuis la variabilité du pouls et des battements du cœur jusqu'à leur perturbation la plus étrange ; depuis le trouble de la respiration et de la voix jusqu'à l'aphonie et l'asphyxie presque complète.

Dans le choléra du plus haut degré, l'aspect d'un cholérique inspire la terreur. Sa peau est livide et bleuâtre, plus froide que lorsqu'il sera tout à fait mort. Ses yeux sont éteints, retirés en arrière ; ils sont ceux d'un cadavre. Vous ne pouvez croire que ses yeux puissent voir. Son amaigrissement est extrême de même que l'altération de ses traits. Des parents, des amis ne peuvent, dans cette circonstance, reconnaître l'objet de leur affection. Cette espèce de corps mort est de temps en temps agité par des crampes qui convulsent sa figure, ses membres, et lui font pousser des sons faibles et sinistres, qui seraient des cris effroyables s'il en avait la force. Ses vomissements sont si excessifs, ses déjections sont si abondantes, qu'il semble que l'action d'un feu intérieur fond son corps et rejette les matières fondues.

Les lois de la vie sont comme suspendues; les fluides nerveux, sanguin, lymphatique, obéissent tous à la loi de l'irritation. Ils se précipitent sur les organes irrités par les miasmes. Ils ne vont presque plus au cœur; le cœur et le pouls ne battent qu'à peine. Ils ne vont presque plus aux poumons, qui s'affaissent et ne produisent qu'une respiration incomplète, qu'une voix sépulcrale.

Eh bien! même dans ce moment, mon maître n'a pas désespéré de ses malades. Au Val-de-Grâce, des cholériques ont été guéris par lui après cinq jours d'abolition du pouls.

D'accord sur l'aspect du cholérique vivant, les médecins le sont aussi généralement sur ce qu'on observe dans les cholériques privés de vie.

Si le choléra a tué avec promptitude, la mort ne révèle rien.

Si la maladie a duré quelque temps, a présenté

les terribles symptômes que je me suis efforcé de décrire, on trouve dans l'estomac et dans les intestins les traces d'une inflammation excessive, d'une inflammation telle, que, seize heures après la mort, la chaleur des entrailles s'est trouvée quelquefois si brûlante, que la main la supportait à peine, et que d'autres fois les tissus étaient gangrenés.

On trouve dans le système nerveux, dans le ganglionnaire et dans le cérébro-spinal surtout, les preuves d'une inflammation qui les a altérés et gorgés de sang. Dans les autres organes se présentent un affaissement, une émaciation qui prouvent que leurs fluides ont été détournés sur les parties que l'inflammation a détruites.

Dans les liquides, on remarque une absence presque complète de fluides blancs, la même absence de l'urine. Le sang est privé de son serum, de sa gélatine ; il est plus épais, noirâtre, poisseux ; quelquefois il forme des caillots, de petites masses adhérentes ; en un mot, il a perdu cette liquidité qui favorise sa circulation ordinaire.

Ainsi les symptômes d'irritation, d'inflammation observés sur les cholériques vivants, se rapportent aux preuves d'irritation, d'inflammation trouvées sur les cholériques morts.

Les organes qui avaient témoigné leur souffrance

pendant la vie, cnt été ceux qu'on a trouvés altérés après la mort.

Les faits, les preuves matérielles établissent donc que le choléra est un empoisonnement miasmatique, tuant rapidement en anéantissant la vie par une violence au dessus de notre pouvoir dans des circonstances rares, extraordinaires, et dans les circonstances ordinaires, excitant une inflammation qui devient souvent mortelle, surtout si elle n'est pas combattue, ou si elle est mal traitée.

Ceci admis, passons au traitement. Voyons ce que peut l'art de guérir contre une aussi terrible maladie.

La nature des miasmes du choléra est inconnue; toutes les substances proposées pour les neutraliser sont d'abord incertaines et ensuite poisons elles mêmes. Elles détruiraient les organes avant de rien neutraliser; il n'est donc pas étonnant que tous les essais aient échoué ou même aient produit des accidents mortels, et si de nouvelles expériences doivent être tentées, qu'elles le soient avec des substances qui ne donnent pas la mort. Qu'on se rappelle cette observation de Chaussier à ceux qui prétendaient dissoudre les pierres des calculeux : « Vous » les dissoudrez eux-mêmes auparavant; commencez » par leur donner une vessie de porcelaine. »

On peut échapper à l'action du choléra. Un grand

nombre de personnes ont vécu dans des villes en proie à ce fléau, non seulement sans en être atteintes, mais encore sans souffrance physique. Néanmoins, le plus sûr pour ceux que le devoir ou le bonheur d'être utiles ne retiennent pas, c'est de s'éloigner, et de s'éloigner le plus rapidement possible, dans une direction opposée à celle des vents qui partent ordinairement du lieu infecté qu'on abandonne.

Pendant les ravages du choléra, les animaux sont atteints par des affections cholériformes, et ceux qui sont libres, les hirondelles par exemple, fuient et ne reviennent qu'après la cessation de l'épidémie.

Si on est décidé à braver le fléau, il est de la plus grande importance de se guérir à l'instant, par les émollients et les antiphlogistiques, des irritations gastro-intestinales et pulmonaires surtout, et de toutes les autres dont on pourrait être atteint. Il est prouvé (et les lois de la vie l'apprennent) que l'action des miasmes est infiniment plus facile et plus forte sur des organes irrités.

Il n'est pas moins important de faire cesser un état pléthorique par des évacuations sanguines convenables. Ce moyen a été employé avec le plus grand succès.

On doit se nourrir moins qu'à l'ordinaire, garder un régime très doux, ne rien manger, ne rien ce qu'elles étaient autrefois ; qu'on ne repousse plus avec barbarie les habitants d'une ville pestiférée ; qu'on a cessé de trembler à l'idée de les secourir et même de leur porter des aliments ; que les médecins se précipitent jusqu'à la témérité au secours des personnes atteintes ; que les administrations se dévouent ; que les gouvernements veillent, récompensent ; que les ministres de la religion prient, exhortent, donnent l'exemple, et enfin que lorsque le calme est revenu, on peut, tout en déplorant le trop grand nombre des victimes, s'assurer que, déduction faite de la mortalité ordinaire, on ne voit plus, grâce au progrès des sciences et de la civilisation, les maladies enlever à une ville plus de la moitié de ses habitants, comme on le voyait quand les épidémies avaient pour auxiliaires l'égoïsme, l'ignorance, la famine et l'anarchie.

Le nombre des victimes sera bien moindre encore lorsqu'on sera parvenu à préserver les populations atteintes de leurs propres imprudences, de celles que leur fait commettre un empressement irréfléchi, un besoin de merveilleux, un espoir bizarre de trouver la guérison dans des moyens incompréhensibles, dangereux, absurdes.

C'est surtout dans le choléra que la rapidité du traitement est indispensable. Dès que les symptômes qui l'annoncent se déclarent, il faut agir.

Le choléra attaque faiblement ou avec violence. *Faiblement:* un étourdissement, un trouble de la digestion, une diarrhée le précèdent.

Qu'on oppose à l'étourdissement une saignée ou une application de sangsues à l'anus, au trouble de la digestion des sangsues à l'épigastre, à la diarrhée des sangsues à l'anus, des lavements émollients nombreux, et, dans ces trois circonstances, des boissons émollientes, la diète, un régime plus sévère, un redoublement de soins et de précautions hygiéniques; qu'on ne fasse usage, pour se préserver ou se guérir, d'aucun moyen irritant: ils sont nuisibles.

Quand le choléra débute avec violence, ce ne sont plus de simples étourdissements, c'est un foudroiement comme celui de l'apoplexie, ou des crampes et des convulsions horribles.

Ce ne sont plus de simples troubles de la digestion, ce sont des souffrances atroces, des vomissements excessifs de fluides plus ou moins altérés.

Ce n'est plus une diarrhée, c'est une déjection des mêmes fluides presque incessante.

Quand ces graves phénomènes se manifestent, le malade est sous l'iinfluence d'une forte dose de miasmes cholériques.

« En présence d'un homme que la mort menace, » nous répétait Broussais, quand vous allez pro-

» noncer le grand jugement qui doit le faire vivre » ou le laisser mourir, rappelez-vous surtout les » faits et leurs conséquences d'après les lumières de » l'anatomie et de la physiologie. »

Eh bien ! les faits : il s'agit d'un empoisonnement miasmatique.

Neutraliser le poison, nous ne le pouvons pas.

Mais nous pouvons une chose facile, qui a presque toujours sauvé la vie ; nous pouvons délayer le poison, lui ôter ainsi sa fatale énergie, faciliter son expulsion, et c'est toujours par là qu'il faut commencer. Les abondantes boissons d'eau froide, les nombreux lavements du même liquide, suffisent pour produire cet effet ; ils délayent, entraînent les fluides altérés, et les miasmes eux-mêmes remplacent par leur absorption le serum dont le sang est dépouillé. Les faits ont prouvé que les cholériques guérissaient d'autant mieux qu'ils vomissaient davantage ; heureusement ils vomissent et rendent assez d'eux-mêmes, et dans les cas très rares où le malade ne vomit pas, il ne faut pas recourir aux vomitifs ni aux purgatifs, qui augmentent le mal ; il vaudrait mieux injecter de l'eau dans l'estomac et la retirer artificiellement.

Nous pouvons faciliter les sueurs, ranimer l'action de la peau ; mais surtout (et quand les organes sont menacés d'apoplexie ou d'inflammation, c'est par là qu'il faut commencer) nous pouvons arrêter l'élan du sang vers les organes irrités par les miasmes. Tout dans le choléra annonce, en effet, au médecin qui sait observer, que les fluides sont, par une force irrésistible, attirés extraordinairement vers les organes, qu'ils vont les engorger, les enflammer jusqu'à la gangrène, jusqu'à la mort, si des saignées générales et locales ne viennent pas rapidement s'y opposer, si toute substance irritante n'est éloignée d'eux, si on ne s'efforce, par les stimulants de la peau, de retenir les fluides qui l'abandonnent, attirés qu'ils sont par l'irritation intérieure.

Malgré le traitement antiphlogistique et tous ses moyens auxiliaires, soit que l'action des miasmes ait été trop violente, qu'elle ait pénétré trop profondément dans les organes, soit que les secours n'aient pas été donnés avec assez de rapidité et que l'action vénéneuse ait duré trop longtemps, quelquefois l'inflammation résiste et s'aggrave. Alors le malade continue à vomir, à évacuer par les selles, à brûler intérieurement, à sentir ses membres agités convulsivement. L'inflammation s'étend à tous les organes digestifs et colore la peau en bleu ; le sang privé de serum circule difficilement ; le cœur et le pouls battent à peine ; les poumons, presque privés de vie, n'oxygènent pour ainsi dire plus et s'affaissent.

Dans cet état sinistre, rien n'est changé dans la nature du mal. C'est toujours la même action morbide, le même effet produit, les mêmes organes malades, et l'aphorisme d'Hippocrate trouve ici son application : *Non ad aliud transeundum, manente eo quod ab initio observatum est.*

Le même traitement doit être opposé à la même maladie. Mais comme dans cette période, qu'on a appelée la période algide, le sang ne circule presque plus, qu'il ne vivifie presque plus les organes, qu'il ne se répare pas, que les poumons n'oxygènent pour ainsi dire plus les fluides, il ne faut pas saigner. On le fera plus tard si la réaction est trop vive.

Dans cette période algide, il faut se borner aux frictions, aux stimulations de la peau, à l'introduction de la quantité d'eau froide ou de glace que le malade pourra supporter, à l'administration de l'eau en lavements, et repousser tout médicament irritant qui rallumerait ou entretiendrait un incendie peut-être près de s'éteindre, et qui, rallumé ou entretenu, causerait inévitablement la mort.

Les médecins physiologistes, en agissant ainsi, ont vu des cholériques demeurés cinq jours presque sans pouls, froids comme les morts auxquels ils ressemblaient, revenir à la vie par ce simple et logique traitement.

Je termine par quelques citations à l'appui du traitement que je viens de faire connaître.

Le docteur Marcq, membre de la Commission médicale du Hainaut, s'exprime ainsi :

« Tous les médecins belges députés pour aller
» étudier l'épidémie de Paris ont unanimement
» proclamé les avantages du traitement antiphlo-
» gistique...

» Dans la ferme persuasion où nous étions que
» l'art ne peut rien dans la période algide du cho-
» léra, nous n'avons pas craint de traiter des cholé-
» riques froids, sans pouls et cyanosés, en ne leur
» administrant que de l'eau en petite quantité. Ces
» cholériques n'ont été ni réchauffés, ni frictionnés,
» ni cautérisés, ni ortiés, ni laudanisés ; on les a pla-
» cés dans un lit ; ils ont bu de l'eau froide, voilà
» tout. Et la chaleur est revenue, et le pouls a
» reparu, et les crampes et les vomissements ont
» cessé. »

Le docteur Herau, rapporteur de la Commission sanitaire du département de l'Yonne, parle en ces termes :

« Nous le disons hautement, les plus nombreuses,
» les plus complètes et les plus promptes guérisons
» du choléra que nous ayons observées, nous les
» avons vues dans les salles de M. Broussais, au
» Val-de-Grâce. »

Le docteur Vialle, médecin à Essonne, rapporte dans son ouvrage sur le choléra que :

« Une assemblée de soixante-deux médecins, con-
» voquée par M. le sous-préfet à l'occasion du
» choléra, déclara à l'unanimité, moins quatre
» voix, que la doctrine qui les guidait était celle de
» Broussais. »

Enfin, voici l'appréciation d'un homme du monde, témoin impartial et judicieux des ravages du choléra et des traitements qu'on lui opposait :

« Le docteur Broussais est celui qui a obtenu le
» plus de succès contre le choléra ; il a sauvé le
» ministre d'Argout et Mme Casimir Périer. »
(Extrait des *Mémoires du maréchal de Castellane*, vol. X, page 283.)

Casimir Périer ne fut pas confié à Broussais, et périt du choléra, pendant que sa femme était sauvée par le fondateur de la médecine physiologique.

Lyon. — Imp. de Lambert-Gentot, rue Mercière, 45.

www.ingramcontent.com/pod-product-compliance
Ingram Content Group UK Ltd.
Pitfield, Milton Keynes, MK11 3LW, UK
UKHW020452220726
13923UKWH00005B/2500

9 782019 255503